卫生监督培训模块丛书

丛书总主编 卢 伟

副总主编 李力达 贝 文 毛 洁
曹晓红 朱素蓉

医疗执业和计划生育监督卷

卫生技术人员监督

刘 洪 高闻捷 主编

U0351215

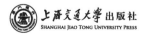

上海交通大学出版社

SHANGHAI JIAO TONG UNIVERSITY PRESS

内容提要

　　本册包括五大模块,内容涉及卫生技术人员、执业医师、执业护士、外籍和港澳台医师、医技药技人员的概念、监管内容、方式以及有关违法行为的处罚同时,结合工作实际情况,对医疗广告、医疗美容等社会热点问题的专项监管进行了初步的介绍。本书实用性和可操作性突出,适合从事卫生系统一线执法工作的监督员阅读,亦可作为对新入职人员培训教材使用。

图书在版编目(CIP)数据

卫生技术人员监督/ 卢伟总主编;刘洪,高闻捷主编. —上海: 上海交通大学出版社,2018
ISBN 978 - 7 - 313 - 19209 - 7

Ⅰ.①卫… Ⅱ.①卢… ②刘… ③高… Ⅲ.①医药卫生人员-卫生管理 Ⅳ.①R192

中国版本图书馆 CIP 数据核字(2018)第 063336 号

卫生技术人员监督

主　　编:刘　洪　高闻捷
编写人员:王　丹　毕宏达
出版发行:上海交通大学出版社　　　　地　　址:上海市番禺路 951 号
邮政编码:200030　　　　　　　　　　电　　话:021 - 64071208
出 版 人:谈　毅
印　　制:上海盛通时代印刷有限公司　　经　　销:全国新华书店
开　　本:710 mm×1000 mm　1/32　印　　张:4
字　　数:62 千字
版　　次:2018 年 3 月第 1 版　　　　印　　次:2018 年 3 月第 1 次印刷
书　　号:ISBN 978 - 7 - 313 - 19209 - 7/ R
定　　价:23.00 元

丛书总序

为适应建设"卓越的全球城市和社会主义现代化国际大都市"和"健康上海"发展战略需要,在卫生行政"放管服"和深化医药卫生体制机制改革的大背景下,上海卫生监督面临前所未有的发展机遇和现实挑战。

为持续加强卫生监督员职业胜任力,提升卫生监督员的执法能力和监督水平,打造胜任、高效的卫生监督员队伍,上海卫生监督机构通过专业化和模块化培训模式,对监督员开展专业、管理、法律法规、执法技能等专项培训,对核心和骨干人员开展促进职业发展和综合素养提高的强化培训,对管理干部开展塑质增能轮训,取得了良好效果。

上海市卫生和计划生育委员会监督所在总结多年培训素材的基础上组织编写了这套卫生监督员培训教材,以期有助于各级各类卫生监督员培训和自学。

本套教材包括卫生监督基础和信息管理、公

共卫生监督、医疗执业和计划生育监督三卷、十七个分册,具有以下特色:

一是系统全面。本套教材对卫生监督工作涉及的工作环节、专业知识、法律法规、流程等进行了系统梳理,全面涵盖了卫生监督工作的内容。

二是模块化编辑。本套教材围绕卫生监督员职业胜任力要素,按照工作分析的结果,把岗位从事的某一项工作所需要的知识归结为一个模块;每一个模块既相互独立,又从属于某一专项工作;模块之间界限既清晰又关联。模块化的编辑方式大大方便了使用者根据自身的实际情况按需选择、组合使用;有针对性地、有选择地进行专项知识、技能的充实和提高,弥补个体短板。

三是体现新变化。本套教材特别增加了信息管理管理分册、公务员与依法行政分册,适应信息技术的发展变化和执法应用,顺应我国卫生监督机构和人员参照公务员法管理的体制变化新形势。教材使用最新修订的法律法规、技术规范和标准,吸收了新知识、体现了新变化,做到了与时俱进。

为编好本套教材,我们成立了编委会,组织了工作班子和编写队伍。前期开展了相关的研究,召开了多次专家研讨会、审稿会、协调会等,为教材的出版奠定了基础。

在本套教材编辑出版的过程中,得到了上海

市卫生和计划生育委员会的领导、相关专家学者，以及上海交通大学出版社的大力支持和热心帮助，为教材的顺利、高质量出版提供了有力保障。在此一并致谢。

非常感谢参加本套教材编写的各位同仁，他们牺牲了许多休息时间，为教材的出版付出了卓有成效的辛勤劳动。

由于编写的时间紧、任务重、相互协调工作量大等原因，本套教材难免存在疏漏和不足之处，恳请各位不吝赐教。我们相信，在各位的帮助下，我们一定能不断改进完善、不断提高教材的质量，为我国的卫生监督员队伍的建设和发展做出应有的贡献。

卢 伟

2018 年 3 月

目　录

模块六　医疗美容服务监督

模块七　外国医师以及港、澳、台、华侨医师执业监督

模块一
卫生技术人员监督概述

课程一　卫生技术人员监督概述

卫生技术人员，英文名：medical personnel，指经过学习和培训，掌握医药卫生等有关知识和技能，经过国家行政许可或取得相应资质，从事卫生技术工作的专业人员，卫生技术人员包括中医医师、西医医师、中西医结合医师、民族医师、公共卫生医师、护理人员、药剂人员、检验人员、医疗技术人员和其他卫生专业技术人员。各级各类卫生技术人员在国家卫生计生委和各地卫生计生委领导下，从事医疗、预防、保健、康复、科研、教学等工作，为保障广大群众健康、维护公共卫生安全发挥着重要作用。

卫生技术人员监督是指卫生监督主体依据卫生管理法律规范对卫生技术人员执业活动进行监督检查、追究违法行为人责任的行政执法活动。卫生技术人员监督作为卫生监督工作的重要组成部分，旨在依法规范医疗执业行为，对保障医疗质量安全，维护广大群众健康权益起到了重要作用。

一、法律法规体系

卫生技术人员监督有关法律法规、部门规章主要有 14 部,其中法律 1 部:《中华人民共和国执业医师法》,主要对医师考试注册、日常执业行为、考核培训、法律责任等进行了规定,明确医师的权利和义务;行政法规 3 部:《医疗机构管理条例》《乡村医生从业管理条例》《护士条例》;部门规章 9 部:《医师执业注册管理办法》《外国医师来华短期行医暂行管理办法》《医疗机构管理条例实施细则》《处方管理办法》《医师资格考试暂行办法》《传统医学师承和确有专长人员医师资格考核考试办法》《护士执业注册管理办法》《台湾地区医师在大陆短期行医管理规定》《香港、澳门特别行政区医师在内地短期行医管理规定》。这些法律法规、部门规章对各类卫生技术人员考试、注册、执业等方面进行规范。

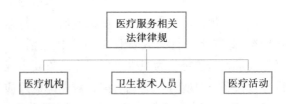

二、监督执法对象与内容

卫生技术人员监督执法对象包括执业主体（人）和诊疗活动（执业行为）两个方面。监督执法内容主要是指卫生技术人员的个人资质和具体执业活动，个人资质包括是否取得医师执业证书、护士执业证书以及其他相关职称资格证书；具体执业活动，如：进行诊断、开具医嘱、开具处方、进行检验、书写病史等，执业活动也可通过相关的书面材料进行核查，如通过检查处方、病史、化验单等对执业情况进行追溯和确认。

三、监督执法基本要求

（一）执法前的准备

应当明确监督执法任务、方法、要求，明确检查重点、目的。根据需要准备现场检查笔录、询问笔录、证据先行登记保存、谈话通知单等执法文书以及照相机、执法记录仪、笔记本电脑、便携式打印机等检查、取证工具。需要注意的是，便携式电脑现场检查平台离线数据要及时更新，有必要时要做好安全防护和现场快速检测与采样的准备工作。

对检查对象应做好事先背景情况了解,通过一户一档、投诉举报系统、行政处罚系统、互联网平台等,查询掌握检查对象以往执业情况,对现场可能遇到的问题进行预判,必要时下载打印相关材料,为现场执法顺利开展做好准备。

(二) 现场监督的方法

在对卫生技术人员进行监督检查时,可以通过查阅书面材料、现场检查、调取电子数据、询问等方式对卫生技术人员依法执业情况进行监督执法。

1. 查阅书面材料

主要检查被检查对象的执业资质和执业记录。执业资质方面,如:医师执业证书、护士执业证书、外国医师短期行医许可证等。执业记录方面,如:就诊登记、病史记录、处方笺、药品使用记录等。《中华人民共和国执业医师法》规定:医师经注册后,可以在医疗、预防、保健机构中按照注册的执业地点、执业类别、执业范围执业,从事相应的医疗、预防、保健业务;未经医师注册取得执业证书,不得从事医师执业活动。可通过查阅卫生技术人员执业资质和执业记录,确认其是否依照法律法规的规定,合法执业。

随着信息化的发展,执业信息已实现网络查询功能,执业记录逐渐实现无纸化,如:可以通过登录卫生行政部门人员信息对外公示平台查询人员资质信息;通过登录医疗机构信息系统查询执业记录等。

2. 现场检查

检查医疗卫生机构内卫生技术人员正在从事的执业活动,是否符合法律法规的相关规定。如现场检查时,查见外籍医师正在为患者进行诊疗服务,却不能提供外国医师短期行医许可证,根据《外国医师来华短期行医暂行管理办法》的规定,外国医师来华短期行医必须经过注册,取得外国医师短期行医许可证。故现场查见该外籍医师未经注册并取得外国医师短期行医许可证的情况下,为患者开展诊疗活动属于违法行为,应立案查处。

3. 调查询问

在查处卫生技术人员违反法规的案件时,询问是调查取证的重要环节,通过询问卫生技术人员、医疗机构管理人员和相关第三方人员,了解其资质情况、具体执业情况及具体违法行为发生经过等。如通过对护士和医疗机构管理人员的询问,了解其注册时间、具体护理工作内容、培训情况、医疗保健情况等。

4. 违法行为处理

对于卫生技术人员违法行为,按照有关法律法规的要求给予警告、罚款、暂停执业、吊销执业证书等行政处罚。如医师隐匿、伪造或者擅自销毁医学文书及有关材料的违法行为，违反《中华人民共和国执业医师法》第二十三条第一款的规定，依据《中华人民共和国执业医师法》第三十七条第（五）项的规定，给予警告或者责令暂停六个月以上一年以下执业活动，情节严重的，吊销其执业证书；又如护士泄露患者隐私的违法行为，违反《护士条例》第十八条的规定，依据《护士条例》第三十一条第一款第（三）项的规定，给予警告，情节严重的，暂停其6个月以上1年以下执业活动，直至由原发证部门吊销其护士执业证书。

此外，卫生技术人员违法行为管理还可能涉及刑事责任，在进行行政处罚同时，也要考虑到行刑衔接的问题。如医师利用职务之便，索取、非法收受患者财物或者牟取其他不正当利益，除了进行行政处罚外，还会涉及《刑法》中的受贿罪；如非医师行医的，可按照执业医师法进行处罚，同时，情节严重的，依照《刑法》第三百三十六条规定，未取得医生执业资格的人非法行医，情节严重的，处三年以下有期徒刑、拘役或者管制，并处或者单处罚金；严重损害就诊人身体健康的，处三年以上十年以下有期徒刑，并处罚金；造成就诊人死亡的，处十年以上有期徒刑，并处罚金"。以上问题在执法中均需要注意。

参考文献

[1] 徐威,刘文川.中国卫生技术人员发展趋势预测分析[J].中国公共卫生,2009,2(2):240-241.

[2] 马辉.浅议卫生技术人员的概念界定[J].中国医院管理,2014,8(8):66-67.

[3] 付文琦,刘国祥,吴群红等.医改背景下我国基层医疗机构卫生技术人员分布变化趋势分析[J].中国卫生经济,2015,7(7):35-37.

模块二
医师执业监督

课程二 医师执业基本知识

一、医师的管理

(一) 我国医师的管理

在我国,卫生行政部门是医师的主管部门,主要通过制定和颁布政策、直接行政管理,甚至参与医院内部管理,在医生的培养、准入、行为监管和退出等诸多方面发挥核心管理作用。医学会、医师协会等社会团体,在医生规制方面的主要职能体现在技术支持上,主要进行在职教育、业务交流、医师维权、开展行政部门授权的专科医师认定和定期考核等,其作用是辅助行政部门进行管理。以医疗事故的处理为例,卫生行政部门是受理处理申请、组织医疗事故鉴定、给出行政处理意见的主体。而医学专业技术团体在此过程中发挥的作用是应卫生行政部门之委托提供技术鉴定,给出的鉴定报告需卫生行政部门认定。当前,随着医师管理的法制化、标准化进程的推进,"政府监管、行业管理、中介引导和医院内控"的医师管理新框架也在逐渐构建。

从历史来看,建国初期我国就制定了相关的法规,1951年政务院颁布了《医师暂行条例》《中医医师暂行条例》《牙医医师暂行条例》,从法律的高度对医师行医提出了统一规范的要求。然而对医疗机构医师的管理仍然属于比较粗放的状态,缺乏特定的规范性条纹,后来由于历史原因,上述法规都在20世纪50年代中期被废止,导致我国医师执业管理处于混乱、无法可依的状态,整个医师队伍的素质和医疗质控都难以得到保证。从1985年起,原国家卫生部开始起草《中华人民共和国执业医师法》(以下简称《医师法》),历经十年的调查研究和充分论证,《医师法》草案于1995年由国务院提请全国人大审议,后经多次征求意见和反复修改,于1998年6月26日,九届全国人大常委会第三次会议通过,1999年5月1日《医师法》实施。《医师法》的实施建立确认了医师资格考试和持资格证书注册行医制度,国家通过考试,对申请执业人员的学识、技术能力等方面进行衡量认证,执业资格成为医师依法独立工作或开业所必备的条件。这一举措一是明确了医师的合法权益,并通过国家强制力加以保障;二是从法律上明确医师的义务,法律对医师的执业行为作出了详细规定,明确了医师的执业规则,医师能做什么,不能做什么都有了明确的依据;三是使医患关系得到了尊重和改善,对于医师泄露患者隐私、索取、非法收受回扣等都做出了相应的规定,有利于维护良好的医患关系。《医师法》实施以来,在保证医疗机构执业医师素质,保障患者合法权益,提高医疗水平和质量等方面起到了积极作用,取得了预期的效果。同时,在实施过程中也发现了一些问题有待解决,有待今后进一步进行修订和完善。

目前按照执业证书分,我国执业医师分为执业医师和执业助理医师两类,他们按照规定,在符合要求的执业地点依照注册执业类别和范围依法执业。《医师法》并未将乡村医生作为规范的对象,根据 2004 年 1 月 1 日实施的《乡村医生从业管理条例》规定,国家实行乡村医生执业注册制度,凡进入村医疗机构从事预防、保健和医疗服务的人员,应当具备执业医师资格或者执业助理医师资格,不具备这一条件的地区,根据实际需要,可以允许具有中等医学专业学历的人员,或者经过培训达到中等医学专业水平的其他人员申请执业注册,进入村医疗卫生机构执业。另外医师在军队中应该按照《医师法》和《中国人民解放军实施〈医师法〉办法》及有关规定执业。在军队已取得医师资格的医师,当转业、复员或退休移交地方安置以后,应申请换领国务院卫生计生行政部门统一印制的医师资格证书。

按照执业地点分,可分为在本医疗机构工作的执业医师和外来医师。外来医师包括:① 进修医师,大部分进修医师拥有医师执业证书,只是到异地医疗机构进修学习和交流,从而改变了职业地点,属于经医疗、预防、保健机构批准的执业行为;② 境外医师,包括外国医师和港、澳、台医师,其根据相应的规定取得卫生计生行政部门许可方能从事医疗执业活动。

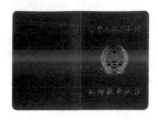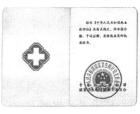

医师执业证书(样本)

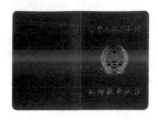

医师执业证书(样本)

(二) 外国医师的管理

西方国家,如美国、加拿大、英国等,在医生执业管理方面都共同采用专业组织管理模式,即政府不作为医生执业管理的"一线"管理者。基本的管理模式是法律赋予医学专业组织管理医生行医资格及处理公众投诉的权力。该组织一方面参与医生培养方案的设计,并负责医生行医执照的颁发;另一方面,处理公众对医疗服务提供者的投诉,调查纠纷,对违规的医生采取在听执业、限制执业甚至吊销行医执照的处理。在英国,行使此职能的是英国医学委员会总会,在美国是各州的医学委员会,在加拿大是加拿大皇家医师学院在州层面的分院,在德国是医师联合会。对于情节严重的,超出专业组织处理范畴的,专业组织会将投诉移交司法机关。如果公众对专业组织的处理不满,可以向司法机构上诉。

二、医师执业基本条件

为了确保医师质量,保障人民健康,国家实行医师资格考试制度,这也是国际上医师行业管理的普遍做法。国家医师资格考试制度(执业医师资格考试和执业助理医师资格考试)明确规定了参加医师资格考试的条件,经考试合格才能取得执业医师资格或者执业助理医师资格。考虑到我国传统医学中以师承方式学习传统医学人员的特殊性,以师承方式学习传统医学满三年或者经多年实践医术确有专长的,经相关部门考核合格并推荐,可以参加执业医师资格或者执业助理医师资格考试。取得医师资格,经注册后方可在医疗、预防、保健机构中工作。医师注册制度是促进医师不断吸收新的医学知识,保证医疗、预防、保健服务质量的重要手段,也有利于卫生行政部门加强对医师行医活动的管理。

三、医师的类别、级别和职称

总体来说,医师分为两级四类,即执业医师和执业助理医师两级,其区别在于执业助理医师执业范围受到一定的限制,且只能在执业医师的指导下执业,不能独立执业;但在乡、民族乡、镇的医疗、预防、保健机构中工作的执业助理医师可以根据医疗诊疗的情况和需要,独立从事一般的执业活动。执业医师和执业助理医师每级又分为临床、中医、口腔、公共卫生四类。中医类包括中医、中医全科、中西医结合和民族医,其中,民族医又含蒙医、藏医、维医、傣医、朝医、壮医等。

职称方面,级别从低至高医生一般分为医士、住院医师、主治医师、副主任医师、主任医师四级,也是临床职称评定级别。医师通过考试后每5年晋升一级。医师的职称不以其所在医院级别相挂钩,不同级别医院相同级别的医师,资格是一样的。

四、医师的执业范围

根据《关于医师执业注册中执业范围的暂行规定》(卫医发〔2001〕169号)、《卫生部关于在医疗机构诊疗科目名录》中增加"重症医学科"诊疗科目的通知》(卫医政发〔2009〕9号)、《关于修订中医类别医师执业范围的通知》(国中医药发〔2006〕52号)的有关规定,医师执业范围分为临床、口腔、公共卫生和中医(包括中医、民族医、中西医结合)四大类别,每一类又分为若干专业,如:临床类别医师执业范围包括内科专业、外科专业、妇产科专业、儿科专业、眼耳鼻咽喉科专业、皮肤病与性病专业以及新增的重症医学科等18个专业;口腔类别医师执业范围包括口腔专业等2个专业;公共卫生医师执业范围包括公共卫生类别专业等2个专业;中医类别(包括中医、民族医、中西医结合以及新增的全科医学专业)医师执业范围包括中医专业、中西医结合专业、全科医学专业、蒙医专业、藏医专业等8个专业。根据执业医师法的规定,医师经注册后,可以在医疗、预防、保健机构中按照注册的执业地点、执业类别、执业范围执业,从事相应的医疗、预防、保健业务。一般来说,医师不得从事执业注册范围以外其他专业的执业活动,但对病人进行紧急医疗救护、规范化培训中进行临床转科、承担政府交办的任务和卫生计生行政部分批准的义诊等情况不属于超范围执业。

五、医师的诊疗活动

根据《医疗机构管理条例实施细则》中的定义,诊疗活动是指通过各种检查,使用药物、器械及手术等方法,对疾病作出判断和消除疾病、缓解病情、减轻痛苦、改善功能、延长生命、帮助患者恢复健康的活动。一般来说医师在执业活动中的接诊、问诊、诊断病情、进行检查、开具处方(药品)等行为均属于诊疗活动。具体工作中也要注意医师、护士、医技人员的职责分工和不同的工作内容。

六、本市医师执业
基本情况

　　截至 2016 年 12 月 31 日,全市共有注册执业医师 96 576 人(其中规范化培训医师 3 460 人),较 2015 年增加 4 799 人,上升 5.2%。从全市执业医师分布来看,浦东新区和徐汇区的注册医师较多,分别占总数的 16.2% 和 10.8%,崇明区和青浦区注册医师较少,分别占注册总人数的 2.7% 和 2.6%。

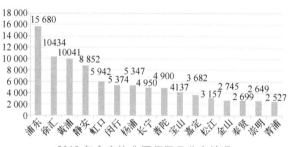

2016 年全市执业医师区县分布情况
(参加规范化培训人员未划分区县)

　　全市执业医师分别注册在临床、中医、口腔、公共卫生四大类别,其中临床类别 71 968 人,占总数的 74%;其次是中医类别医师 12 597 人、口腔类别医师 6 659 人、公共卫生类别医师 5 352 人,分别占总数的 13%、7%、6%。

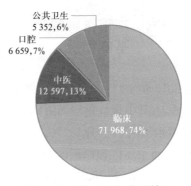

公共卫生
5 352,6%

口腔
6 659,7%

中医
12 597,13%

临床
71 968,74%

2016 年全市执业医师类别情况

　　全市执业医师分别注册在四大执业类别下的 27 个专业内,其中有 23 619 人执业医师注册在内科专业,其次是外科专业 14 508 人、中医专业 10 099 人(其中 4 166 人执业科目多于一个)。

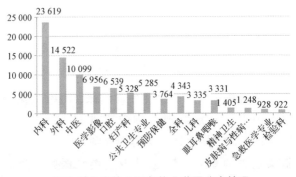

2016 年全市执业医师执业范围分布情况

参考文献

[1] 医疗执业人员监督.上海卫生监督状况评估报告
     2016,上海市卫生和计划生育委员会监督所,9-13.

[2] 简伟研.医师执业管理制度的国际比较[M].北京:
     北京大学医学出版社,2015.79-80.

课程三　医师执业监督

一、医师执业许可依据、条件和管理

(一) 许可依据

1.《中华人民共和国执业医师法》(中华人民共和国家主席令第 5 号)

第十三条　国家实行医师执业注册制度。取得医师资格的,可以向所在地县级以上人民政府卫生行政部门申请注册。除有本法第十五条规定的情形外,受理申请的卫生行政部门应当自收到申请之日起三十日内准予注册,并发给由国务院卫生行政部门统一印制的医师执业证书。医疗、预防、保健机构可以为本机构中的医师集体办理注册手续。

2.《医师执业注册管理办法》(中华人民共和国国家卫生和计划生育委员会令第 13 号)

第三条　国家卫生计生委负责全国医师执业注册监督管理工作。

县级以上地方卫生计生委是医师执业注册的主管部门,负责本行政区域内的医师执业注册监督管理工作。

第五条　凡取得医师资格的,均可申请医师执业注册。

法律法规规章如有变动的,以法律法规规章的要求为准。

(二)许可对象

具有医师资格证书,拟在市卫生计生委发证的医疗、预防、保健机构中执业的人员。

(三)许可权限

市卫生计生委负责对由市卫生计生委发证的医疗、预防、保健机构中执业的人员申请医师执业注册的审批。

(四)许可条件

1. 准予批准的条件

(1)具有完全民事行为能力;

(2)具有医师资格证书;

(3)无不予注册的条件。

2. 不予批准的情形

申请人有下列情形之一的,不予注册:

（1）不具有完全民事行为能力的；

（2）因受刑事处罚，自刑罚执行完毕之日起至申请注册之日止不满二年的；

（3）受吊销医师执业证书行政处罚，自处罚决定之日起至申请注册之日止不满二年的；

（4）甲类、乙类传染病传染期、精神疾病发病期以及身体残疾等健康状况不适宜或者不能胜任医疗、预防、保健业务工作的；

（5）重新申请注册，经考核不合格的；

（6）在医师资格考试中参与有组织作弊的；

（7）被查实曾使用伪造医师资格或者冒名使用他人医师资格进行注册的；

（8）国家卫生计生委规定不宜从事医疗、预防、保健业务的其他情形的。

（五）许可程序及管理

1. 医师执业注册需要提交的资料

（1）医师执业、变更执业、多机构备案申请审核表；

（2）上海市执业（助理）医师培训合格证明；

（3）医疗机构执业许可证（副本）；

（4）免冠白底彩色正面2寸近照；

（5）医师执业注册承诺书；

（6）医疗、预防、保健机构出具的聘用证明。

2. 医师执业注册许可程序

卫生计生行政部门对申请人提出的医师执业注册申请,应当根据《中华人民共和国行政许可法》第三十二条的规定作出处理。

卫生计生行政部门自受理申请之日起二十个工作日内,对申请材料进行审查,并指定两名以上工作人员按照国家、本市的有关规定进行书面审核。对符合条件的,作出准予许可的书面决定,并核发医师执业证书;对不符合条件的,作出不予许可的书面决定,并书面告知理由。

3. 许可审查要点

(1) 医师执业、变更执业、多机构备案申请审核表中均要有申请人所在医疗、预防、保健机构的盖章;姓名、性别、出生日期应与本人身份证上的姓名、性别、出生日期相同;表格填写内容应与其他提交材料内容相符,如毕业院校、毕业时间、获得医师资格时间及省市、工作年限、工作岗位、所在单位确认在岗情况等。

(2) 获得执业(助理)医师资格两年内未注册或中止医师执业活动两年以上的人员申请注册的,还需提交在本市指定的医疗、预防、保健机构接受六个月以上培训并经考核合格的证明。

(3) 医疗机构执业许可证(副本)需有效期内,申请科目应与机构许可证批准诊疗科目相对应。

（4）需提交免冠白底彩色正面2寸近照2张：1张照片用于制证，1张照片应粘贴于相应申请表格上。

（5）医师执业注册承诺书需本人签字确认不存在不予注册情形情况。

（6）医疗、预防、保健机构出具的聘用证明应明确出具聘用意见、工作岗位等内容。

4. 许可管理

（1）医师执业证书的内容。

医师执业证书具体内容包括：近期免冠照片、发证机关（加盖钢印）、签发人、签发日期、姓名性别、出生日期、医师资格证书编码、执业地点、执业类别、执业范围及身份证号。姓名、性别、出生日期、身份证号应与本人身份证上的姓名、性别、出生日期、身份证号相同；出生日期包含年、月、日、不得简化。

医师执业证书中"医师资格证书编码"栏应与其本人的医师资格证书编码相一致。

执业类别应与医师资格证书上的类别一致。如取得两个或两个以上类别医师资格的，只能选择一个类别及其中一个相应的专业作为执业范围进行注册（在乡镇卫生院和社区卫生服务机构执业的临床医师可根据情况适当增加1～2个专业）。

医师执业证书编码由 15 位数字组成,第 1 位是执业医师级别代码,第 2~3 位是执业类别代码,第 4~5 位是省、自治区、直辖市代码,第 6~7 位是市代码,第 8~9 位是县代码,第 10~15 位是证书流水码。

医师执业证书由中华人民共和国国家卫生与计划生育委员会统一印制。

（2）医师变更执业注册。

医师变更执业地点、主要执业机构、执业范围、执业类别或者执业级别的,应当向卫生计生行政部门提出变更申请,并提交相关材料:

a. 医师执业、变更执业、多机构备案申请审核表;

b. 上海市执业（助理）医师培训合格证明或高一级学历证明;

c. 医疗机构执业许可证(副本);

d. 医师资格证书;

e. 医疗、预防、保健机构出具的聘用证明;

f. 医师执业注册承诺书;

g. 医师执业证书;

h. 免冠白底彩色正面 2 寸近照。

卫生计生行政部门应当在受理变更申请后二十个工作日内进行审核,作出准予变更或者不予变更的书面决定。对于变更主要执业机构申请，资料齐全且符合法定形式的，当场受理并办结，自受理申请起 2 个小时（午休时间、数据库信息有误、网络延迟、需制新证除外）内作出审批决定。

（3）医师增加执业地点、重新注册。

医师增加执业地点、重新注册的，应当向卫生计生行政部门提出变更申请，并提交以下材料：

a. 医师执业、变更执业、多机构备案申请审核表；

b. 医疗机构执业许可证（副本）；

c. 免冠白底彩色正面 2 寸近照；

d. 医师执业注册承诺书；

e. 医疗、预防、保健机构出具的聘用证明；

f. 上海市执业（助理）医师培训合格证明；

g. 不予注册情形消失的相关证明。

卫生计生行政部门应当在受理变更申请后二十个工作日内进行审核，作出书面决定。

（4）医师执业证书的注销。

医师具有下款规定情形之一的，其所在医疗、预防、保健机构或本人应当在三十日内向注册主管部门申请注销，注册主管部门应当予以注销注册，收回医师执业证书：

a. 死亡或者被宣告失踪的；

b. 受刑事处罚的；

c. 受吊销医师执业证书行政处罚的;

d. 医师定期考核不合格,并经培训后再次考核仍不合格的;

e. 连续两个考核周期未参加医师定期考核的;

f. 中止医师执业活动满二年的;

g. 身体健康状况不适宜继续执业的;

h. 出借、出租、抵押、转让、涂改医师执业证书的;

i. 在医师资格考试中参与有组织作弊的;

j. 本人主动申请的;

k. 国家卫生计生委规定不宜从事医疗、预防、保健业务的其他情形的。

办理医师注销注册,应提交以下材料:

a. 医师注销注册申请表;

b. 相应证明文件;

c. 医师执业证书原件。

卫生计生行政部门应当在受理变更申请后二十个工作日内进行审核,作出准予注销或者不予注销的书面决定。

(5)医师执业证书的补发。

医师遗失、损坏医师执业证书的,应当及时向原发证机关提出补发申请,并提交以下材料:

a. 补领证书的申请书;

b. 免冠白底彩色正面2寸近照;

c. 医师执业证书损坏申请换领的,需提交已损坏的原证。

卫生计生行政部门应当在受理变更申请后二十个工作日内进行审核,作出书面决定。

(6) 医师离岗备案。

医师注册后有下列情形之一的,其所在的医疗、预防、保健机构应当在三十日内报注册主管部门备案:

a. 调离、退休、退职;

b. 被辞退、开除。

医师离岗备案,应提交医师离岗备案申请表。申请资料齐全且符合法定形式的,当场受理并办结,自受理申请起 2 个小时(午休时间、数据库信息有误、网络延迟、需制新证除外)内作出审批决定。

(7) 医师取消离岗备案。

医师离岗备案后有下列情形之一的,其本人或主要执业机构可以申请取消医师离岗备案。

a. 自医师离岗备案之日起未超过两年的;

b. 医师离岗备案时间超过两年,但能证明仍在从事医疗执业活动的。

医师取消离岗备案,应提交以下材料:

a. 医师取消离岗备案表;

b. 取消离岗备案证明文件。

对于申请资料齐全且符合法定形式的,卫生计生行政部门应当当场受理并办结,自受理申请起 2 个小时(午休时间、数据库信息有误、网络延迟、需制新证除外)内作出审批决定。

(8)多机构内执业备案。

医师在同一执业地点主要执业医疗机构外多机构内执业的,应当向批准该机构执业的卫生计生行政部门分别申请备案,并提交以下材料:

a. 医师执业、变更执业、多机构备案申请审核表;

b. 医疗机构执业许可证(副本);

c. 医师执业证书或本人身份证明原件。

对于申请资料齐全且符合法定形式的,卫生计生行政部门应当当场受理并办结,自受理申请起 2 个小时(午休时间、数据库信息有误、网络延迟、需制新证除外)内作出审批决定。

(9)多机构内执业取消备案。

医师离开备案医疗机构的,其本人或备案机构可以申请取消备案,并提交以下材料:

a. 医师取消执业备案表;

b. 医师执业证书或本人身份证明原件。

对于申请资料齐全且符合法定形式的,卫生计生行政部门应当当场受理并办结,自受理申请起 2 个小时(午休时间、数据库信息有误、网络延迟、需制新证除外)内作出审批决定。

（10）医师西学中医师备案。

医师经培训取得西医学中医培训合格证明，可以申请在卫生计生行政部门进行备案，并提交以下材料：

a. 上海市西学中医师备案表；

b. 上海市西医学习中医合格证书复印件（医疗机构盖章）；

c. 医师执业证书原件。

对于申请资料齐全且符合法定形式的，卫生计生行政部门应当当场受理并办结，自受理申请起 2 个小时（午休时间、数据库信息有误、网络延迟、需制新证除外）内作出审批决定。

二、医师执业监督检查的
依据、内容和方法

(一) 监督依据

监督依据包括《中华人民共和国执业医师法》《医疗机构管理条例》《医疗机构管理条例实施细则》《医师执业注册管理办法》《处方管理办法》《外国医师来华短期行医暂行管理办法》《台湾地区医师在大陆短期行医管理规定》《香港、澳门特别行政区医师在内地短期行医管理规定》等法律法规

和部门规章的规定。

（二）监督内容

1. 医师的管理情况

检查医师管理的相关制度：本单位在职医师外出执业的管理制度和配套管理措施，医师会诊制度，进修医师管理制度，医学院校见（实）习生管理制度，试用期医师管理制度，退休返聘人员管理制度，外国医师管理制度等。

检查医疗机构对医师管理的相关档案：本院医师取得医师资格及注册情况记录（医师执业证书复印件、医师资格证书复印件）；医师技术职称批准文件或证书复印件；医师考核培训、继续教育档案；医师的行政处分、行政处罚、不良执业行为记录档案；进修医师执业资质档案；来华行医外国医师执业资质档案；本院医师外出会诊记录或邀请外院医师会诊的登记档案等。

2. 医师执业的合法性

（1）医师执业资质的合法性。

检查医师佩戴统一制作的胸卡情况；对在岗医师医师执业证书进行检查，检查其真实性和注册的执业地点、执业类别、执业范围；对来华行医的外国医师，检查其是否取得外国医师短期行医许可证；对港、澳、台地区医师，检查其是否取得港澳医师短期行医执业证书、台湾医师短期行医执业证书等。

（2）医师执业行为的合法性。

检查在岗医师（包括经注册的外国医师、港澳台医师、进修医师）从事的医疗执业活动（门诊病历、住院病历、处方、医学影像等诊断报告单）是否与注册的执业地点、执业类别、执业范围相一致；对影像、病理、超声、心电图等诊断报告进行抽查，核查出具报告人员的执业资质情况；检查在医院中实习的本科生、研究生、博士生、医学专业毕业后尚未取得医师资格的医学生以及取得医师资格但未经医师注册取得执业证书的人员的执业情况。检查医师执业行为是否符合卫生行政规章制度或技术操作规范。例如，对处方进行检查，核查是否存在医师违反规定开具处方行为；抽查精麻药品处方，核查开具处方医师是否具有精麻药品处方权。检查医师是否使用未经批准使用的药品和医疗器械。

（三）监督方法

（1）在医疗机构的医务科或人事科等相关管理部门抽查医疗机构对医师管理的相关制度、档案等。

（2）现场抽查正在执业的医师，检查其从事的医疗执业活动是否与执业证书登记的信息相一致，包括医师注册的执业地点、执业类别、执业范围等。

（3）对医学影像科的超声、心电图、影像等诊断报告及病房的住院病历、药房的处方、检验科的化验报告等抽查,检查有关从业人员资质。

（4）通过电子信息系统查询医师的执业资质和执业信息记录,核对执业行为与个人执业资质和执业范围等是否相符,是否符合有关法律法规的规定。

（5）制作现场检查笔录,记录现场检查情况。

三、常见违法案由及处理

（一）处罚依据

依据《中华人民共和国执业医师法》《医疗事故处理条例》《外国医师来华短期行医暂行管理办法》《处方管理办法》的规定,对违反法律、法规、规章的执业医师进行行政处罚。

需要注意的是,对于"取得医师资格但未经注册从事医师执业活动""未取得医师资格的医学专业毕业生独立从事临床工作""医师从事本专业以外的诊疗活动""执业助理医师单独开展诊疗活动的""因行政处罚而暂停执业的医师从事医疗执业活动的"等情形,依据《医疗机构管理条例》第四十八条、《医疗机构管理条例实施细则》第八十一条对医疗机构进行处罚。

（二）《中华人民共和国执业医师法》处罚案由

1. 违反卫生法规规章制度或者技术操作规范，造成严重后果（多见于医疗事故引起的行政处罚中）

（1）适用情形。

适用于医师在执业活动中违反卫生法规规章制度或者技术操作规范，给患者造成严重后果的情形。

（2）适用依据。

违反条款：《中华人民共和国执业医师法》第二十二条第（一）项；

处罚条款：《中华人民共和国执业医师法》第三十七条第（一）项。

（3）处罚内容。

由县级以上人民政府卫生行政部门给予警告或者责令暂停六个月以上一年以下执业活动；情节严重的，吊销其执业证书。

（4）裁量标准。

结合医疗事故或医疗损害鉴定结论进行裁量，裁量幅度为警告至暂停十二个月以下执业活动；对发生拍错片、输错血、打错针、错报漏报辅助检查结果、手术器械或纱布等异物遗留患者体内等情形并造成二级以上医疗损害的主要责任人，予以吊销执业证书。

另外,具有《裁量适用办法》从轻、从重情形的,可按《裁量适用办法》处理(下同,略)。

2. 未经亲自诊查、调查,签署证明文件案

(1)适用情形。

适用于医师未经亲自诊疗、检查、调查的情况下,为患者签署检验报告、处方、医嘱等医学证明文件的情形。

(2)适用依据。

违反条款:《中华人民共和国执业医师法》第二十三条第一款;

处罚条款:《中华人民共和国执业医师法》第三十七条第(四)项。

(3)处罚内容。

由县级以上人民政府卫生行政部门给予警告或者责令暂停六个月以上一年以下执业活动;情节严重的,吊销其执业证书。

(4)材料标准。

按照违反该案由的次数给予警告至吊销执业证书的行政处罚。

3. 隐匿、伪造或者擅自销毁医学文书及有关材料案

(1)适用情形。

适用于医师故意隐匿、伪造或者未经许可擅

自销毁病史、检验报告、处方笺等医学文书及与诊疗活动有关的各类材料的情形。

（2）适用依据。

违反条款《中华人民共和国执业医师法》第二十三条第一款；

处罚条款：《中华人民共和国执业医师法》第三十七条第（五）项。

（3）处罚内容。

由县级以上人民政府卫生行政部门给予警告或者责令暂停六个月以上一年以下执业活动；情节严重的，吊销其执业证书。

（4）裁量标准。

按照违反该案由的次数给予警告至吊销执业证书的行政处罚。

4. 利用职务之便，索取、非法收受患者财物或者牟取其他不正当利益

（1）适用情形。

适用于医师利用其为患者进行诊疗活动的职务便利，向患者或有关人员索取或非法收受患者财物，以及牟取其他不正当利益。

（2）适用依据。

违反条款：《中华人民共和国执业医师法》第二十七条；

处罚条款：《中华人民共和国执业医师法》第

三十七条第(十)项。

(3) 处罚内容。

由县级以上人民政府卫生行政部门给予警告或者责令暂停六个月以上一年以下执业活动;情节严重的,吊销其执业证书。

(4) 裁量标准。

按照违反该案由的次数给予警告至吊销执业证书的行政处罚。

(三)《外国医师来华短期行医暂行管理办法》处罚案由

未取得外国医师短期行医许可证开展医疗执业活动案。

(1) 适用情形。

适用于外国医师在未取得外国医师短期行医许可证的情况下,擅自开展医疗执业活动的情形。

(2) 适用依据。

违反条款:《外国医师来华短期行医暂行管理办法》第三条第一款;

处罚条款:《外国医师来华短期行医暂行管理办法》第十五条。

(3) 处罚内容。

由所在地设区的市级以上卫生行政部门予以取缔,没收非法所得,并处以 10 000 元以下罚款;

对邀请、聘用或提供场所的单位,处以警告,没收非法所得,并处以 5 000 元以下罚款。

(4) 裁量标准。

① 根据违法行为的性质和造成的后果对个人给予取缔、没收非法所得,并处以 3 000 元以下、3 000～7 000 元、7 000～10 000 元三档罚款的行政处罚;

② 根据违法行为的性质和造成的后果对邀请、聘用或提供场所的单位给予警告、没收非法所得,并处 2000 元以下、2 000～3 000 元、3 000～5 000 元三档罚款的行政处罚。

参考文献

[1] 徐天强.卫生监督工作指南(第二版)[M].上海:上海科学技术出版社,2012.453 - 456.

[2] 徐天强.卫生行政处罚立案证据标准与法律适用[M].上海:上海交通大学出版社,2010.335 - 375.

模块三
护士执业监督

课程四　护士执业基本知识

一、护士的管理

　　国务院卫生行政部门主管全国的护士监督管理工作,负责制定全国的护士培养、准入、监管政策,地方各级卫生行政部门负责护士的日常执业管理。护理学会等行业组织主要承担学术交流、护理技术研究、继续教育、维护会员权利等职责。我国实行护士执业资格准入制度,即从事护理工作需参加全国统一的护士执业资格考试,考试合格后方能申请执业注册,获取执业证书。与医师不同的是,护士的执业注册有有效期,有效期届满应当申请延续注册。

　　我国护士管理体系历史沿革。我国的护士管理体系于 19 世纪末 20 世纪初由西方传入,在1949—1965 年期间,我国护理管理体系自上而下为:中央卫生部医政处,省卫生厅医政处,县、市卫生科(局)。由此,护理行政管理机构初步理顺,为护理工作的全面发展奠定了良好的基础。之后由于历史原因,全国几乎所有中等护校被迫停办或解散或迁往边远地区,中华护理学会组织陷入瘫痪,工作全部停止,全国各地护理分会及办事机构亦不复存在,全国各地护士学校停止招生,各地医院的护理部被迫取消,护理质量严重滑坡,中国护理事业进入无序状态及历史低谷时期,影响了中国护理数十年的发展。改革开放初期的护理工作 改革开放以后,我国护理事业发生了巨大变化,取得了累累硕果。1979 年卫生部颁发《卫生技术人员职称和晋升条例(试行)》,明确了护士的技术职称级别。1983 年中华护理学会和各省、自治区、直辖市的护理学会相继恢复,护理工作开始向正规化、科学化迈进。1984 年卫生部护理中心成立,它的成立为研究中国护理工作有关问题,举办各种护理专业培训奠定了基础,也为消除政治和意识形态的不同而加强与国外护理同仁的友好往来搭建了平台。同年,国家教育委员会和卫生部在天津召开护理教育工作会,决定恢复高等护理教育,从此护理教育蓬勃发展,逐渐形成了中专、大专、本科、硕士、博士多层次的教育体系,教育改革的成效和办学质量的提高,为护士队伍整体素质的提高奠定了基础。为了促进我国护理事业的发展,卫生部决定在医政司内成立护理处,它的建立具有划时代的意义,一方面搭建了政府行政机关倾听护理界心声的平台,成为广泛深入全面收集护理工作意见和建议的组织者，另一方面成了我国护理事业科学发展和决策的参谋部，同时还成为全国护理工作指导和领导者。1992 年中华护理学会发布了科学进步奖评选办法，这一奖项的设立，促进了我国护理科学研究特别是临床科研的广泛开展，使人们认识到护理工作是一门理论性和实践性相结合的学科。1995 年前后，通过与世界卫生组织等民间团体和组织的合作，各级各类培训项目取得了重要成果，我国对外交流与合作工作进入到一个生动活泼的新时期。进入 21 世纪，随着医学护理模式的改变和广大人民群众对护理水平要求的提高，护理工作的内容和范围不断扩大，护理人员的人际交往能力、分析问题、解决问题的能力和护理专业水平必须进一步提高才能满足人民群众的需要，重症监护、手术室、急诊、器官移植、肿瘤等专科护理人才凸显短缺，中西医结合和社区护士等亟待发展与提高。为此，以中华护理学会、各地区护理学会、各高等院校举办了各种专科护理的培训班，并将优秀护士送往国外培养使其成为学科带头人，目前我国专科护理的发展和专科护士的培养呈现出方兴未艾的景象。为了实现全面建设小康社会的基本目标，根据国家卫生事业发展的中长远规划要求，2005 年卫生部在大连召开了全国护理工作会议，在这个会议上总结了改革开放以来护理工作的形式,分析了面向 21 世纪护理工作面临的问题和困难,提出了发展的思想和思路,颁布实施《中国护理事业发展规划纲要(2005—2010年)》,明确了"十一五"时期护理工作的发展目标和工作重点,为全国护理事业的发展指明了方向。2008 年国务院颁布的《护士条例》是第一部维护护士的合法权益、规范护理行为、促进护理事业发展、保障医疗安全和人体健康的法律法规。1950 年我国护士为 4 万余人,1980 年达到 46 万人,2000 年达到 121 万人,2008 年达到 165.3 万人。

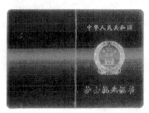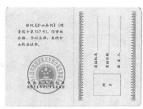

护士执业证书(样本)

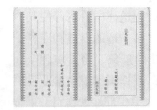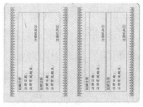

护士执业证书(样本)

二、护士的级别和职称

护士指经执业注册取得护士执业证书,依照本条例规定从事护理活动,履行保护生命、减轻痛苦、增进健康职责的卫生技术人员。

护士的职称评定共分五级,按照级别从高至低分别为:主任护师、副主任护师、主管护师、护师和护士。主任护师(副主任护师),是护理人员的高级技术职称,有丰富的临床实践经验和科研成果,进行护理理论、技术及科研和教学工作,负有提高护理质量,发展护理学科的任务;主管护师,护理人员的中级职称,在护理部主任或科护士长的领导下进行检查督促工作,协助组织临床实习,指导护师护士开展科研工作;护师,是在护士长领导下和本科室主管护师指导下,参加临床护理工作,指导护士业务技术操作;护士,熟练掌握基础护理和一般护理知识和技能,主要在医院和其他医疗预防机构内担任各种护理工作,配合医师执行治疗并进行护理工作。

三、护士的执业活动

护士的执业活动是指,各级护师(士)依照法律法规和护理技术操作规程及相关规章制度,配合医师执行治疗并进行护理工作,包括协助医生做好病人及其家属的咨询辅导、正确执行医嘱、承担预防保健工作,巡视观察病情、协助各类病人病情处理、医学文书和医疗物品管理等,护士执业活动也包括开展护理理论、技术及科研活动和教学工作。

四、本市护士执业
基本情况

截至 2016 年 12 月 31 日,全市注册护士106 080 人,较 2015 年增加 5 845 人,上升 5.8%,其中浦东新区和徐汇区注册护士较多,分别为

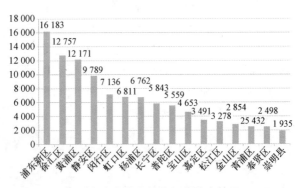

2016 年全市执业护士区县分布情况

16 183人和12 757人,占总人数的15.3％和12.0％;奉贤区和崇明区注册护士较少,分别为2 498人和1 935人,占总人数的2.4％和1.8％。

参考文献

[1] 医疗执业人员监督,上海卫生监督状况评估报告2016,上海市卫生和计划生育委员会监督所,9 - 13.

[2] 李秀华,郭燕红.中华护理学会百年史话[M].北京:人民卫生出版社,2009.9 - 11.

[3] 姜华宣.新编中国革命史[M].北京:人民出版社,1990.15 - 29.

[4] 王益锵.中国护理发展史[M].北京:中国医药科技出版社,2000.110 - 113.

[5] 董炳琨.协和育才之路[M].北京:中国协和医科大学出版社,2001.414 - 420.

[6] 黄人健,郭燕红.中国护理事业世纪回眸[M].2007.38.

[7] 2008年卫生事业发展数据.卫生部信息统计中心,2009.4.30.

课程五　护士执业监督

一、护士执业许可依据、条件和管理

(一) 许可依据

依据《护士条例》《护士执业注册管理办法》《关于转发〈关于军队护士执业注册有关事宜的通知〉通知》(沪卫医政〔2008〕108 号)、《关于本市办理护士执业注册有关事宜的通知》(沪卫医政〔2009〕27 号)等法律法规、文件规定,开展此项许可工作。

(二) 许可对象

具有护理专业技术资格证书,拟在医疗、预防、保健机构中从事护理工作的人员。

(三) 许可权限

护士首次注册、护士重新注册、换证、补证:

拟在本市医疗、预防、保健机构中从事护理工作的人员(浦东新区二级及以下医疗机构除外),由市卫生计生行政部门负责其护士执业证书的审核、发放工作。

护士变更注册:护士变更执业地点的由拟聘用医疗、预防、保健机构的发证机关负责办理;军队变更至地方医疗机构(浦东新区二级及以下医疗机构除外)由市卫生计生行政部门负责办理。

护士延续注册:护士执业所在医疗、预防、保健机构由市卫生计生行政部门发证,由市卫生计生行政部门负责办理。护士执业所在医疗、预防、保健机构由区卫生计生行政部门发证的,由各区卫生计生行政部门负责办理。

护士注销注册:由原注册卫生计生行政部门办理注销业务。

(四) 许可条件

(1) 护士首次注册应当符合以下条件:

① 具有完全民事行为能力;

② 在中等职业学校、高等学校完成国务院教育主管部门和国务院卫生计生主管部门规定的普通全日制三年及以上的护理、助产专业课程学习,包括在教学、综合医院完成八个月及以上护理临床实习,并取得相应学历证书;

③ 通过国务院卫生计生主管部门组织的护士执业资格考试;

④ 符合国务院卫生计生主管部门规定的健康标准;

⑤ 护士执业注册申请,应当自通过护士执业资格考试之日起三年内提出;逾期提出申请的,还应当在本市二级甲等综合性及以上的医疗卫生机构接受 3 个月临床护理培训并考核合格。

(2) 护士重新注册应当符合以下条件:

① 具有完全民事行为能力;

② 通过国务院卫生计生主管部门组织的护士执业资格考试;

③ 符合国务院卫生计生主管部门规定的健康标准;

④ 已完成护士执业注销注册;

⑤ 在本市三级医疗机构或二级甲等综合性医疗机构接受三个月临床护理培训并提交考核合格证明。

(3) 护士变更注册应当符合护士执业证书在有效期内,取得原执业医疗机构同意,拟执业医疗机构聘用的条件。

(4) 护士延续注册应当在护士执业证书有效期届满前三十日,申请延续注册。同时要符合国务院卫生计生主管部门规定的健康标准,无暂停执业活动处罚的条件。

（5）护士注销应当符合以下条件：

① 注册有效期届满未延续注册的；

② 受吊销护士执业证书行政处罚的；

③ 护士死亡或者丧失民事行为能力。

（6）护士换证应当符合持有护士执业证书（大、小证）（原旧证），现受聘于有医疗机构执业许可证的医疗机构中护理人员的条件。

（五）许可程序和管理

1. 护士首次注册需要提交的资料

（1）护士执业注册申请审核表；

（2）身份证明原件和复印件；

（3）申请人专业学习的学历证书原件和复印件；

（4）临床实习证明原件或实习手册原件和复印件；

（5）专业技术资格证书或成绩合格证明原件和复印件；

（6）护士注册健康体检表；

（7）医疗机构执业许可证（正本）；

（8）免冠白底彩色正面 1 寸近照 4 张；

（9）具备护士执业资格至申请日逾三年的未办理注册的需在本市地方二级甲等及以上综合医院中参加护理岗位临床实践三个月，并提交该医疗机构出具的培训合格证明。

2. 护士首次注册卫生行政许可程序

卫生计生行政部门对申请单位或者个人提出的护士执业注册申请,应当根据《中华人民共和国行政许可法》第三十二条的规定作出处理。

卫生计生行政部门自受理申请之日起对申请材料进行审查,作出受理和审批的书面决定,并核发护士执业证书;对不符合条件的,作出不予许可的书面决定,并书面告知理由。

3. 许可审查要点

(1)护士执业注册申请审核表均要有申请人所在医疗、预防、保健机构的盖章;姓名、性别、出生日期应与本人身份证上的姓名、性别、出生日期相同;护士执业注册申请审核表填写内容应与其他提交材料内容相符合,如毕业院校、毕业时间、获得护士资格时间及省市、工作年限、工作岗位、所在单位确认在岗情况等。

(2)身份证明须在有效期内。

(3)在中等职业学校、高等学校完成国务院教育主管部门和国务院卫生计生主管部门规定的普通全日制三年及以上的护理、助产专业课程学习并取得相应学历证书。

(4)临床实习证明需由申请人的毕业院校出具,无法提供临床实习证明的则需提交申请人毕业院校提供的护士实习手册。

（5）护士执业资格考试成绩合格的证明或者取得卫生专业技术资格证书（护理类）。

（6）护士注册健康体检表为本市二级综合及以上医疗机构出具的体检结果证明；六个月以内有效。

（7）医疗机构执业许可证须在有效期内。

（8）具备护士执业资格至申请日逾三年的未办理注册的需在本市地方二级甲等及以上综合医院中参加护理岗位临床实践三个月，并提交该医疗机构出具的培训合格证明（全市统一的上海市护士执业注册培训合格证明表）。

4. 许可管理

（1）护士执业证书的内容：

护士执业证书的具体内容包括：近期免冠照片、发证机关（上海市卫生和计划生育委员会钢印）、发证日期、签发人、姓名、性别、出生日期、身份证号、执业证书编号、护士注册日期及执业地点。

护士执业证书编码由 12 位数字组成，其中：第 1～4 位是护士执业注册年度代码，第 5～6 位是省、自治区、直辖市代码，第 7～12 位是证书流水码。

中华人们共和国护士执业证书由中华人民共和国卫生和计划生育委员会统一监制。

（2）护士变更注册。

指取得护士执业证书的护理人员,向卫生计生行政部门提出变更执业地点的申请,须提交相关材料:

a. 护士变更注册申请审核表;

b. 护士执业证书;

c. 拟聘用医疗机构执业许可证(正本)复印件;

d. 持有军人有效身份证件(军官证、文职证、士兵证)的军队执业护士办理变更注册须提供地方身份证件。

对于护士变更执业地点的申请,资料齐全且符合法定形式的,当场受理并办结,自受理申请起2个小时(午休时间、数据库信息有误、网络延迟、需制新证除外)内作出审批决定。(军队变更到地方医疗机构除外)。

（3）护士重新注册。

指已经取得过护士执业证书,中断护理执业活动超过三年以上者、注册有效期满未延续注册的或受吊销护士执业证书处罚,自吊销之日起满2年的申请人申请护士执业注册的行政许可事项,须提交相关材料:

a. 护士执业注册申请审核表;

b. 身份证明原件和复印件;

c. 护士资格证书原件及复印件；

d. 护士执业证书原件；

e. 护士注册健康体检表；

f. 不予注册情形消失的相关证明；

g. 需在本市地方二级甲等及以上综合医院中参加护理岗位临床实践三个月，并提交该医疗机构出具的培训合格证明（全市统一的上海市护士执业注册培训合格证明表）；

h. 医疗机构执业许可证（正本）。

卫生计生行政部门应当在受理重新注册申请后二十个工作日内进行审核，作出书面决定。

（4）护士延续注册。

指取得护士执业证书的护士，在护士执业证书有效期届满前三十日，申请延续注册的，须提交以下材料：

a. 护士延续注册申请审核表；

b. 护士执业证书（原件）；

c. 护士注册健康体检表；

d. 医疗机构执业许可证（正本）。

卫生计生行政部门应当在受理延续注册申请后二十个工作日内进行审核，作出书面决定。

（5）护士注销注册。

护士执业注册后有注销情形的，由原注册部门办理注销注册。

a. 护士延续注册申请审核表；

b. 注册有效期届满未延续注册的；

c. 受吊销护士执业证书行政处罚的；

d. 护士死亡或者丧失民事行为能力。

注册主管部门应当予以注销注册,收回护士执业证书:

办理护士注销注册,应提交以下材料:

a. 护士执业证书原件；

b. 相应证明文件。

卫生计生行政部门应当在受理注销注册申请后二十个工作日内进行审核,作出书面决定。

（6）换证。

指有护士执业证书（大、小证），现受聘于有医疗机构执业许可证的医疗机构中护理人员。须应提交以下材料:

a. 护士执业注册申请审核表；

b. 身份证明原件和复印件；

c. 最后注册时间至办理换证注册超过五年的需在本市地方二级甲等及以上综合医院中参加护理岗位临床实践三个月,并提交该医疗机构出具的培训合格证明（全市统一的上海市护士执业注册培训合格证明表）；

d. 提交护士执业证书（大、小证）原件；

e. 护士注册健康体检表；

f. 医疗机构执业许可证（正本）；

g. 照片四张。

卫生计生行政部门应当在受理换证注册申请后二十个工作日内进行审核，作出书面决定。

（7）补证。

指护士依法取得的护士执业证书后，因损毁、遗失、护士执业证书记录页面使用完等因素申请补办的业务。须应提交以下材料：

a. 遗失或者损毁的情况说明；

b. 身份证原件和复印件；

c. 毁损或者记录页面使用完毕的执业证书原件。

卫生计生行政部门应当在受理补证申请后二十个工作日内进行审核，作出书面决定。

二、护士执业监督检查的依据、内容和方法

（一）监督依据

依据《护士条例》《医疗机构管理条例》《医疗机构管理条例实施细则》法规规章等。

（二）监督内容和方法

1. 护士管理情况

在医疗机构的医务科、人事科或护理部等相

关管理部门检查护士管理的相关规章制度、培训档案、继续教育档案、职业防护档案、护士注册情况资料及相关职称证书复印件等。

2. 医疗机构中护士执业的合法性

（1）检查护士执业证书的真实性、注册执业地点与现场执业地点是否一致，是否在注册有效期内。

（2）检查在医院中实习的和毕业后未经注册的护士是否存在单独从事护理活动的情况。

（3）检查护士执业过程中是否违反相关规章制度和技术规范。可通过现场观察在岗护士的具体执业行为，或以患者病历、护士书写的护理文书、工作排班表等为线索核查。

（4）制作现场检查笔录，记录现场检查情况。

三、主要违法案由及处理

（一）处罚依据《护士条例》的规定，对违反法规的执业护士进行行政处罚

需要注意的是，护士从事本专业以外的诊疗活动的，按照"使用非卫生技术人员从事医疗卫生技术工作"案由，对聘用的医疗机构进行处罚。

(二)《护士条例》处罚案由

1. 发现患者病情危急未立即通知医师案

(1) 适用情形。

适用于护士在执业活动中发现患者病情危急的情况下,未第一时间通知医师的情形。

(2) 适用依据。

违反条款:《护士条例》第十七条第一款;

处罚条款:《护士条例》第三十一条第一款第(一)项。

(3) 处罚内容。

由县级以上地方人民政府卫生主管部门依据职责分工责令改正,给予警告;情节严重的,暂停其六个月以上一年以下执业活动,直至由原发证部门吊销其护士执业证书。

(4) 裁量标准。

结合该行为所造成后果和发生医疗事故所承担的责任给予警告至吊销执业证书的行政处罚。

2. 发现医嘱违反法律、法规、规章或者诊疗技术规范的规定,未提出或者报告的

(1) 适用情形。

适用于护士在执业活动中发现医嘱违反法律、法规、规章或者诊疗技术规范的规定,但未向有关人员和部门提出或者报告的情形。

（2）适用依据。

违反条款：《护士条例》第十七条第二款；

处罚条款：《护士条例》第三十一条第一款第（二）项。

（3）处罚内容。

由县级以上地方人民政府卫生主管部门依据职责分工责令改正，给予警告；情节严重的，暂停其六个月以上一年以下执业活动，直至由原发证部门吊销其护士执业证书。

（4）裁量标准。

结合该行为所造成后果和发生医疗事故所承担的责任给予警告至吊销执业证书的行政处罚。

参考文献

［1］　徐天强.卫生监督工作指南(第二版)［M］.上海：上海科学技术出版社,2012.456－458.

［2］　徐天强.卫生行政处罚立案证据标准与法律适用［M］.上海：上海交通大学出版社,2010.335－375.

模块四

药技、医技等其他卫生技术人员执业监督

课程六　药技、医技等其他卫生技术人员执业基本知识

一、药技、医技等其他卫生技术人员的级别和职称

药技人员是指经过全国统一考试合格，取得相应资格证书，并经注册登记，在药品使用单位（医疗机构）中执业的药学技术人员。中药、西药等药技人员的职称，按照级别由高至低分为：主任药师、副主任药师、主管药师、药师、药士。

其他卫生技术人员的职称，按照级别由高至低分为：主任技师、副主任技师、主管技师、技师、技士。

主任药、技师，副主任药、技师为高级技术职务；主治（主管）药、技师为中级技术职务；药、技师，药、技士为初级技术职务。

二、药技、医技等其他卫生技术人员的执业活动

药技人员在医疗机构内应该根据《处方管理办法》等规章的要求,负责药品调剂工作,具体包括处方审核、评估、核对、发药以及安全用药指导等。

医技人员主要负责诊疗活动辅助工作,配合医师、护士做好病人的治疗,具体包括临床检查和检验、专业仪器安装(调试)和操作等、工作岗位包括检验、放射、CT 检查、B 超、核磁共振、心电图检查等。

课程七　药技、医技等其他卫生技术人员执业监督

一、药技、医技等其他卫生技术人员执业监督检查的依据、内容和方法

（一）监督依据

依据《医疗机构管理条例》《处方管理办法》等。

（二）监督内容

1. 药剂、医技等其他卫生技术人员的管理情况

检查医疗机构对药剂、医技等其他卫生技术人员管理的相关规章制度，药剂、医技等其他卫生技术人员资质情况及医技人员的相关职称证书等。

2. 药剂、医技等其他卫生技术人员执业合法性

检查医疗机构中药剂、医技等其他卫生技术人员具体工作内容，出具的文书，是否与资质职称相符，确认执业合法性。

（三）监督方法

（1）在医疗机构的医务科或人事科等相关管理部门抽查医疗机构对药剂、医技等其他卫生技术人员管理的相关制度、档案等。

（2）检查在岗药剂、医技等其他卫生技术人员相关资质和职称证书，现场检查在岗药剂、医技等其他卫生技术人员的执业情况或通过检查工作排班表、交班本等书面工作材料了解执业情况。

（3）检查药剂、医技等其他卫生技术人员书写或签名的病史、处方、检验报告等医学文书，查验其实际执业情况是否与资质相符。

（4）通过核查医技人员技术职称书面资料，了解从事医疗执业活动与其技术职称相符情况。

（5）制作现场检查笔录，记录现场检查情况。

二、主要违法案由及处理

（一）《医疗机构管理条例》处罚案由

使用非卫生技术人员从事医疗卫生技术工作案。

（1）适用情形。

适用于医疗机构使用未按照国家有关法律、法规和规章的规定取得卫生技术人员资格或职称的人员从事医疗卫生技术工作的情形。

（2）适用依据。

违反条款：《医疗机构管理条例》第二十八条；

处罚条款：《医疗机构管理条例》第四十八条，《医疗机构管理条例实施细则》第八十一条。

（3）处罚内容。

由县级以上人民政府卫生行政部门责令其限期改正，并可以处以 5 000 元以下的罚款；情节严重的，吊销其医疗机构执业许可证。

（4）裁量标准。

根据使用非卫生技术人员的数量给予警告、罚款至吊销执业许可证的行政处罚。

（二）《处方管理办法》处罚案由

药师未按照规定调剂处方药品案。

（1）适用情形。

适用于药师在执业活动中未按照规定进行处方药品调剂的情形。

（2）违反条款。

《处方管理办法》第三十一条、第三十二条、第三十三条、第三十四条、第三十五条、第三十六条、第三十七条、第三十八条和第四十条；

处罚条款：《处方管理办法》第五十八条。

（3）处罚内容。

药师未按照规定调剂处方药品，情节严重的，由县级以上卫生行政部门责令改正、通报批评，给予警告；并由所在医疗机构或者其上级单位给予纪律处分。

（4）裁量标准。

结合实际情况，对具有《上海市卫生和计划生育行政处罚裁量适用办法》规定的从重情形给予警告的行政处罚。

参考文献

[1] 徐天强.卫生监督工作指南(第二版)[M].上海：上海科学技术出版社,2012.458－460.

[2] 徐天强.卫生行政处罚立案证据标准与法律适用[M].上海：上海交通大学出版社,2010.335－375.

模块五
医疗广告管理监督

课程八 医疗广告基本知识

一、医疗广告的
定义和分类

　　卫生行政部门分别于 1993 年和 2006 年两次颁布了《医疗广告管理办法》。1993 年版本的《医疗广告管理办法》中，医疗广告定义"凡利用各种媒介或者形式在中华人民共和国境内发布的医疗广告，均属于本办法管理范围。医疗广告是指医疗机构通过一定的媒介或形式，向社会或者公众宣传其运用科学技术诊疗疾病的活动"。2006 年经过修订的《医疗广告管理办法》（简称 06 版）中，医疗广告定义"本办法所称医疗广告，是指利用各种媒介或者形式直接或间接介绍医疗机构或医疗服务的广告"。两者相较 06 版表达相对简洁明了，明确了三个方面的问题：首先，医疗广告是广告的一种，是利用各种媒介或者形式直接或间接介绍医疗机构或医疗服务的一种广告行为；其次，直接或间接宣传都属于应当规范的行为,相对于广告发展的趋势立法往往具有滞后性,甚至在2006年都没有人会预见到各种媒体平台的迅猛发展与自媒体的广泛运用,因此在立法无法穷尽的情况下06版采用了"直接或间接介绍医疗机构或医疗服务"的表述,成为立法亮点;最后,随着近几年对新媒体的监管,出现很难区分医疗服务信息发布与医疗广告的新情况,因此医疗广告界定的边缘日趋模糊。此外,必须提一笔的是2009年为应对迅猛发展的互联网技术,以及大量出现的医疗广告监管颁布了《互联网医疗保健信息服务管理办法》,针对境内从事互联网医疗保健信息服务活动进行规范,但2016年1月19日国家卫生计生委废止包括互联网医疗保健信息服务管理办法在内的25件部门规章目录,目前互联网的监管暂时还是依托《医疗广告管理办法》。

医疗广告的分类,目前从卫生行政部门许可角度而言,医疗广告主要分为报纸、期刊、印刷品的纸质媒体类医疗广告,户外平面媒体类医疗广告,影视类媒体医疗广告,广播类媒体医疗广告,网络媒体类医疗广告五类。从监管角度而言,除了以上需要审查的五类医疗广告的监管以外,还有对介绍医疗机构及医疗服务网站的监管。

我国医疗广告从改革开放开始呈现井喷式的增长,特别随着社会办医院、门诊部和诊所大量出现,医疗机构为了自身利益开始注重社会公关工作,包括对外发布医疗广告,但因为种种原因医疗广告不规范、违法虚假广告几乎成为一种社会现象,出现在从传统报纸、期刊到微博、微信等移动互联网新媒体上,充斥着生活的各个角落,影响正常的医疗服务秩序。目前医疗广告市场存在的问题有:① 部分医疗机构不能正确应用使用医疗广告的基本原则,不负责任、虚假夸大,不但达不到宣传的效果,反而造成了一件件医疗的丑闻,严重影响医院形象,使患者不再相信医院,甚至影响到了整个医疗行业的声誉;② 患者利益受到严重损害。我国大多数人群的医疗卫生知识极度匮乏,导致大量不明真相、缺乏判断力的病人轻信广告中的虚假宣传,不但贻误病情,而且造成了身体上、经济上的重大损失;③ 医疗成本成倍提高。我国尚属于发展中国家,医疗保健费用投入有限,大量的医疗广告,无形中增加了医疗机构的经营服务成本,最后必然转嫁到患者身上,给国家和患者造成了巨大的负担;④ 造成医患关系趋于紧张。我国医生和患者整体素质尚待提高,医患关系本就紧张,虚假医疗广告造成的医疗丑闻进一步降低了对医疗机构的信任度,更使这种关系趋于恶化;⑤ 医疗秩序异常混乱。虚假医疗广告导致医疗行业脱离了治病救人的初衷,变为牟利的工具,一方面误导、耽误患者,使得他们人财两空。另一方面严重破坏医疗服务秩序,助长假医假药气焰,扰乱医疗服务市场秩序,造成医药行业恶性竞争;⑥ 媒体信任出现危机,虚假医疗广告造成各类恶性后果,但广大媒体在其中充当了不必要的中间环节,势必造成公众对媒体的不信任,甚至影响到社会的安定和团结。

二、医疗广告管理的
相关制度

医疗广告监督的依据为《医疗广告管理办法》《医疗机构管理条例》。

三、医疗广告的认定

只要利用各种媒介或者形式(报纸、期刊、印刷品、影视、广播)直接或间接介绍医疗机构或医疗服务的广告均属于医疗广告。但医疗机构设置网站介绍医疗机构日常工作情况,以及国家规定医疗机构需要向公众进行公开的信息内容不属于医疗广告的范畴。

四、医疗广告管理中常见的
违法违规行为

医疗广告管理中常见的违规行为归结起来主要有以下三种情况：

情况一：医疗机构未经卫生部门审查，未取得医疗广告审查证明发布医疗广告。

情况二：医疗机构篡改医疗广告审查证明内容发布医疗广告。

情况三：非医疗机构发布医疗广告。

五、本市医疗广告监督
管理基本情况

截至 2016 年 12 月 31 日，共监测各类媒体医疗广告 48 797 条，发现涉嫌违规 191 条，违规率 0.39%。其中监测报纸期刊医疗广告 9 896 条，发现涉嫌，发现涉嫌违规 27 条；互联网医疗广告 26 764 条，涉嫌违规 9 条；电视节目、影视类医疗广告 5 567 条；户外医疗广告 6 570 条，违规 55 条。

全年范围内，普陀区监测医疗广告数最多（2 370 条），其次分别是黄浦区和杨浦区，分别为 970 条和 689 条；崇明区监测医疗广告最少（4 条）。

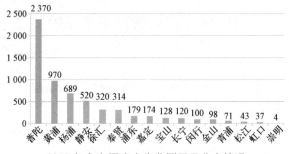

2016 年全市医疗广告监测区县分布情况

在对各类媒体的监测中,互联网网站监测最多(15 058,31％),其次是网络广告监测(11 679,24％),报刊印刷品监测(9 896,20％),户外监测(6 570,14％)和影视监测(5 567,11％)。

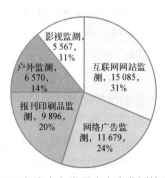

2016 年全市各类医疗广告监测情况

课程九　医疗广告管理监督

一、医疗广告许可
条件和要求

医疗机构应当在发布医疗广告之前申请医疗广告审查,并取得医疗广告审查证明方可发布医疗广告。发布医疗广告的有效期为一年,须严格按照核定内容进行广告宣传。非医疗机构不得发布医疗广告,医疗机构不得以内部科室名义发布医疗广告。

医疗广告内容仅限于医疗机构第一名称、医疗机构地址、所有制形式、医疗机构类别、诊疗科目、床位数、接诊时间、联系电话八项内容。前六项发布的内容必须与卫生行政部门、中医药管理部门核发的医疗机构执业许可证或其副本载明的内容一致。医疗机构发布医疗广告,应当向其所在地省级卫生行政部提交医疗广告审查申请表、医疗机构执业许可证副本原件和复印件,复印件应当加盖核发其医疗机构执业许可证的卫生行政部门公章；医疗广告成品样件。电视、广播广告可以先提交镜头脚本和广播文稿。经审核后，取得医疗广告审查证明后可以按照医疗广告成品样件内容和形式发布医疗广告。

（一）医疗广告许可主要法律法规依据

《中华人民共和国广告法》（2015 年修订）（中华人民共和国主席令第 22 号）第四十六条规定：发布医疗、药品、医疗器械、农药、兽药和保健食品广告，以及法律、行政法规规定应当进行审查的其他广告，应当在发布前由有关部门（以下称广告审查机关）对广告内容进行审查；未经审查，不得发布。

《中华人民共和国中医药条例》（国务院令第 374 号）第十三条第一款规定：发布中医医疗广告，医疗机构应当按照规定向所在地省、自治区、直辖市人民政府负责中医药管理的部门申请并报送有关材料。

《医疗广告管理办法》（国家工商行政总局、卫生部令 26 号）第三条规定：医疗机构发布医疗广告，应当在发布前申请医疗广告审查。未取得医疗广告审查证明，不得发布医疗广告。发布医疗广告的有效期为一年，并严格按照核定内容进行广告宣传。

(二) 医疗广告许可条件

医疗广告新证

新办是指申请人首次申请《医疗广告审查证明》。

（1）准予批准的条件。

① 申请的主体必须是本市合法的医疗机构，具有医疗机构执业许可证；

② 医疗机构执业许可证应在有效期内，并通过相关卫生行政部门的校验；

③ 申请提交的资料和程序符合国家相关规定。

（2）不予批准的情形。

不符合前述准予批准条件的申请。

(三) 医疗广告许可管理

医疗广告变更

变更是指取得医疗广告审查证明后，医疗机构需要改变媒体类别或成品样件等，变更医疗广告审查证明核准的内容，必须向原审批机关按照新证办理程序提交材料重新申请办理医疗广告审批。

（1）准予批准的条件：

① 申请的主体必须是本市合法的医疗机构，具有医疗机构执业许可证；

② 医疗机构执业许可证应在有效期内，并通

过相关卫生行政部门的校验；

③ 申请提交的资料和程序符合国家相关规定。

（2）不予批准的条件：

不符合前述准予批准条件的申请。

二、医疗广告管理监督检查的依据、内容和方法

（一）监督检查的依据

为《医疗广告管理办法》和《医疗机构管理条例》等，在互联网及新媒体发布医疗广告的认定和监督依据同前。

（二）监督检查的内容

主要是医疗广告发布单位的资质，医疗广告内容、形式的规范性。

（三）监督检查的方法

（1）检查医疗广告发布主体。非医疗机构不得发布医疗广告，医疗机构不得以内部科室名义发布医疗广告。

（2）检查医疗广告的医疗广告审查证明文号、有效期、发布媒体、发布内容。未取得医疗广告审查证明不得发布医疗广告，不得篡改医疗广

告审查证明内容发布医疗广告。

（3）检查医疗广告内容是否规范。医疗广告不得出现涉及医疗技术、诊疗方法、疾病名称、药物的；保证治愈或者隐含保证治愈的；宣传治愈率、有效率等诊疗效果的；淫秽、迷信、荒诞的；贬低他人的；利用患者、卫生技术人员、医学教育科研机构及人员以及其他社会社团、组织的名义、形象作证明的；使用解放军和武警部队名义的；法律、行政法规规定禁止的内容。此外，禁止利用新闻形式、医疗资讯服务类专题节（栏）目发布或变相发布医疗广告。有关医疗机构的人物专访、专题报道等宣传内容，可以出现医疗机构名称，但不得出现有关医疗机构的地址、联系方式等医疗广告内容；不得在同一媒介的同一时间段或者版面发布该医疗机构的广告。

三、违法案由及处理

（一）处罚依据

依据《医疗广告管理办法》的规定，对违反法律、法规、规章的执业医师进行行政处罚。

（二）处罚案由

医疗机构违反《医疗广告管理办法》规定发布

医疗广告。依据《医疗广告管理办法》第二十条，由县级以上地方卫生行政部门、中医药管理部门责令限期改正，给予警告；情节严重的，可以责令停业整顿、吊销有关诊疗科目，直至吊销医疗机构执业许可证。

参考文献

[1] 徐天强.卫生行政处罚立案证据标准与法律适用[M].上海：上海交通大学出版社,2010.317-319.

[2] 医疗执业人员监督,上海卫生监督状况评估报告2016,上海市卫生和计划生育委员会监督所,125.

[3] 卫军,李舍予,张勇刚.医疗广告的现状分析及规范对策[J].基础医学论坛,2007,11(12)：117-119.

模块六
医疗美容服务监督

课程十　医疗美容基本知识

一、医疗美容的定义和分类

医疗美容是指运用手术、药物、医疗器械以及其他具有创伤性或者侵入性的医学技术方法对人的容貌和人体各部位形态进行的修复与再塑。美容医疗机构是指以开展医疗美容诊疗业务为主的医疗机构。

医疗机构核准科目中,医疗美容科为一级诊疗科目,其下分为美容外科、美容牙科、美容皮肤科和美容中医科四个二级诊疗科目。

美容外科。依据手术难度和复杂程度以及可能出现的医疗意外和风险大小,将美容外科项目分为四级:一级,操作过程不复杂,技术难度和风险不大的美容外科项目,如重唇修复术、脂肪抽吸术(吸脂量<1 000 mL)、穿耳孔术、A 型肉毒毒素美容注射等。二级,操作过程复杂程度一般,有一定技术难

度,有一定风险,需使用硬膜外腔阻滞麻醉、静脉全身麻醉等完成的美容外科项目,如鼻畸形矫正术、脂肪抽吸术(1 000 mL≤吸脂量＜2 000 mL)等。三级,操作过程较复杂,技术难度和风险较大,因创伤大需术前备血,并需要气管插管全麻的美容外科项目,如全颜面皮肤磨削术、不良文饰修复术、脂肪抽吸术(2 000 mL≤吸脂量＜5 000 mL)等。四级,操作过程复杂,难度高、风险大的美容外科项目,如颧骨降低术、腹壁成形术等。不同级别的手术对开展的医疗机构均有相应的要求。

美容牙科。美容牙科项目暂不分级,包括牙齿美容修复技术,如牙齿形态修整、牙齿漂白等;牙周美容技术操作,如洁治术、牙龈切除术等;牙合畸形美容矫治,如常见错牙合畸形的矫治、正颌外科病例的正畸矫治等。

美容皮肤科。美容皮肤科项目暂不分级,包括无创治疗项目,主要指内服、外用药物美容治疗,光疗(红光、蓝光、紫外线等)治疗痤疮、色素性疾患及调节肤质,红外线治疗,倒膜及面部护理治疗痤疮、色斑及调节肤质,冷喷治疗敏感性皮肤,药物导入调节肤质,药浴(含熏蒸)治疗敏感性皮肤及调节肤质,其他针对皮损或缺陷的无创治疗;有创治疗项目,如冷冻,电外科治疗(高频电治疗,电解,电灼治疗等)物理治疗、抽吸(注射)及填充、化学剥脱、激光和其他光(电磁波)治疗,也包括拔甲术、刮除术、皮肤磨削等手术项目。

美容中医科项目。美容中医科项目暂不分级,包括:中药内服美容法,如中草药内服美容法治疗、中成药内服美容法治疗等;中药外治美容技术,如中药粉剂外用美容技术膜剂美容治疗、中药其他剂型美容治疗等;针灸美容技术,如针刺技术、灸术、拔罐术等;中医推拿美容技术,如头面部美容经穴按摩技术、躯体和四肢其他部位美容推拿技术等;其他中医美容技术,如穴位埋线疗法术、刮痧疗法术、结扎法术等。

二、医疗美容服务管理的相关制度

医疗美容服务管理直接相关的制度是《医疗美容服务管理办法》(原中华人民共和国卫生部令第 19 号),2002 年 5 月 1 日起施行。《办法》全文分"总则""机构设置、登记""执业人员资格""执业规则""监督管理""附则"六章三十三条,对医疗美容机构准入、从业人员资质、执业活动等方面进行了规定。其他与医疗美容服务管理有关的法律法规包括《执业医师法》《医疗机构管理条例》和《护士管理办法》等,因医疗美容服务属于医疗执业活动范畴,故医疗执业相关法律法规和规章制度均可适用于医疗美容服务管理。

三、医疗美容服务的认定

根据《医疗美容服务管理办法》(原中华人民共和国卫生部令第 19 号)的规定,医疗美容是指运用手术、药物、医疗器械以及其他具有创伤性或者侵入性的医学技术方法对人的容貌和人体各部位形态进行的修复与再塑。通过以上定义可知道,医疗美容服务特点在于运用"创伤性"或者"侵入性"的方法,对人的容貌和人体各部位形态进行的修复与再塑,故认定时要紧扣"创伤性"或者"侵入性"这两个关键点,这也是医疗美容服务与生活美容服务的区别。常见的医疗美容服务项目包括开双眼皮(重睑术)、隆鼻、抽脂、面部整形等,简单的美白嫩肤、按摩属于生活美容范畴。

四、医疗美容服务中
常见的违法行为

医疗美容服务作为医疗执业的重要组成部分,其常见的违法违规行为主要涉及机构执业、人员资质、医疗广告等方面,具体有:

（1）诊疗活动超出登记范围。

主要是指医疗美容机构未按照核准登记的诊疗科目开展诊疗活动或未经卫生行政部门批准，改变诊疗科目登记范围的，包括开展未经许可的手术或技术服务。如仅可开展一级美容外科项目的医疗机构，实际开展了属于三级项目的不良文饰修复术，也属于诊疗活动超出登记范围。

（2）使用非卫生技术人员从事医疗卫生技术工作。

主要指医疗美容机构使用未按照国家有关法律、法规和规章取得卫生技术人员资格或职称的人员从事诊疗活动，如医疗美容机构内无行医资质的咨询人员为患者进行诊疗活动或书写病史行为。

（3）违规发布医疗广告。

主要医疗美容机构违反《医疗广告管理办法》的规定发布虚假、夸大的医疗广告，误导患者的情况。如在没有证明材料的情况下，医疗美容广告中宣传某某专家属于"国际一流专家""XX治疗方法创始人"等情形。

五、本市医疗美容服务监督管理基本情况

全市核准开展医疗美容服务的医疗机构共有

241家。其中公立47家、民办194家;包括医院97家,门诊部115家,诊所29家。上述医疗机构中核准美容外科199家,美容皮肤科198家,美容中医科82家,美容牙科129家。

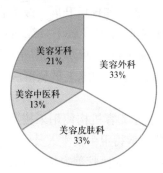

2016年全市医疗美容服务科目分布情况

医疗美容服务医疗机构分布相对集中于市中心区域,其中长宁、徐汇、黄浦、浦东四区范围内医疗美容服务医疗机构相对较多,占比58.5%。241家医疗美容服务医疗机构中,市级卫生行政部门发证医疗机构64家。

2016年全市医疗美容服务
医疗机构区县分布情况

区 县	医疗机构数	其中市发证医疗机构数
长宁	44	7
徐汇	38	8

区　县	医疗机构数	其中市发证医疗机构数
黄浦	31	8
浦东	28	12
静安	26	4
杨浦	16	7
虹口	11	4
普陀	10	2
闵行	7	3
嘉定	7	2
闸北	6	3
松江	4	0
金山	4	2
青浦	3	0
奉贤	3	0
宝山	2	1
崇明	1	1
合计	241	64

2016 年，全市卫生监督机构对开展医疗美容服务的 241 家机构进行了专项监督检查，所有开展医疗美容诊疗服务的医疗机构中全部按照《医疗美容项目分级管理目录》的要求，对医疗美容项目进行分级登记。抽查医师 473 人次，护士 537 人次。8 名医师、11 名护士资质不符合要求；1 家医疗机构未配备美容主诊医师。

2015、2016 年医疗美容服务医疗机构医护人员抽查情况

医务人员	2015			2016		
	抽查数	不合格		抽查数	不合格	
		人数	不合格率（%）		人数	不合格率（%）
医生	523	3	0.5	473	8	1.7
护士	494	3	0.6	537	11	2.0
合计	1 017	6	0.6	1 010	19	1.9

抽查处方 594 张，门诊病历 401 份，住院病历 16 份。

2015、2016 年医疗美容服务医疗机构处方不符合书写规范情况

不符合规范情况	2015 年		2016 年	
	数量（张）	不合格率（%）	数量（张）	不合格率（%）
医师无处方权	17	0.4	0	0
其他违规情况	13	0.3	0	0
未消空	3	<0.1	0	0
无诊断	1	<0.1	1	<0.1
涂改未签名或未注明修改日期	0	0	0	0
合计	34	0.8	1	<0.1

2015、2016 年医疗美容服务医疗机构
门诊病历不符合书写规范情况

不符合规范情况	2015 年		2016 年	
	数量（份）	不合格率（%）	数量（份）	不合格率（%）
修改未签名	0	0	0	0
无医师签名	2	<0.1	0	0
其他违规情况	6	0.2	5	1.2
合计	8	0.3	5	1.2

2015、2016 年医疗美容服务医疗机构
住院病历不符合书写规范情况

不符合规范情况	2015 年		2016 年	
	数量（份）	不合格率（%）	数量（份）	不合格率（%）
无上级医师审阅签名	0	0	0	0
修改未签名	0	0	0	0
无医师签名	0	0	0	0
其他违规情况	1	0.4	0	0
合计	1	0.4	0	0

医疗广告发布方面,241 家开展医疗美容诊疗服务的医疗机构中,11 家违规发布医疗广告。

参考文献

[1] 刘淑红.我国医疗美容市场的现状与对策[J].中国医

院,2006,10(12):27-30.

[2] 周波,王其军,苏琳.美容行业开展医疗美容情况调查分析[J].医药论坛杂志,2016,7(13):41-42.

课程十一　医疗美容管理监督

一、医疗美容服务监督检查的依据、内容和方法

(一) 监督依据

依据《医疗机构管理条例》《医疗机构管理条例实施细则》《医疗广告管理条例》《外国医师来华短期行医暂行管理办法》等。

(二) 监督内容

检查开展医疗美容服务活动机构的行医资质、具体执业情况,人员资质,检查各项制度制定落实情况,查验医疗机构处方、病历、门诊日志等医学文书,检查发布的医疗广告、宣传手册和医疗机构挂牌等。

(三) 监督方法

(1) 检查机构是否取得医疗机构执业许可证

（以下简称许可证）;查看许可证签发日期、签发部门、盖章、格式及有效期限,核实其真实性。

（2）了解机构内手术床、观察床、牙科综合治疗椅配置情况和卫生技术人员配备比是否符合相关要求。

（3）检查医师、护士及其他卫生技术人员相关执业资质和职称情况,核查医师执业行为是否符合资质。

（4）核查是否存在超出核准登记的服务方式开展执业活动的情况,如未经核准登记开展特需服务;调查实际开放床位超出核准登记的床位数的情况。

（5）抽查该医疗机构病历、处方、门诊日志等医学文书是否与实际执业情况一致,书写是否规范,书写人员是否具有相应资质,是否存在超范围执业的情况。

（6）检查在岗医务人员工作情况,了解该机构是否存在咨询人员为患者进行诊疗活动,护士从事医师的工作及使用心电图（B超、放射）技师出具诊断报告等使用非卫生技术人员从事医疗卫生技术工作的情况。

（7）检查医疗机构是否对诊疗服务明码标价,对外公示,并对价格进行备案。

（8）检查使用的药品、器械的证书和证明文件,核查其使用期限,确认是否使用假冒伪劣药品和器械。

（9）检查机构医疗广告发布情况,重点是医疗机构利用虚假医疗广告招徕病人,夸大疗效,宣传保证治愈;对医疗机构资质、规模、医资力量等作虚假违法表述;医疗广告中利用患者或者专家的名义做证明等突出问题。

（10）监督检查医疗机构对外悬挂的牌匾等标识以及内部医疗服务宣传栏。

（11）制作现场检查笔录,记录现场检查情况。

二、主要违法案由及处理

（一）《医疗机构管理条例》处罚案由

1. 诊疗活动超出登记范围案

（1）适用情形。

适用于医疗机构开展的诊疗活动超出其执业证书上核准项目的情形。

（2）适用依据。

违反条款:《医疗机构管理条例》第二十七条;

处罚条款:《医疗机构管理条例》第四十七条;

（3）处罚内容。

由县级以上人民政府卫生行政部门予以警告、责令其改正,并可以根据情节处以 3 000 元以下的罚款；情节严重的，吊销其医疗机构执业许可证。

（4）裁量标准。

根据其诊疗活动超出登记范围的获得的违法所得和给患者造成的伤害，给予警告、罚款至吊销执业许可证的行政处罚。

2. 使用非卫生技术人员从事医疗卫生技术工作案

（1）适用情形。

适用于医疗机构使用未按照国家有关法律、法规和规章的规定取得卫生技术人员资格或职称的人员从事医疗卫生技术工作的情形。

（2）适用依据。

违反条款：《医疗机构管理条例》第二十八条；

处罚条款：《医疗机构管理条例》第四十八条，《医疗机构管理条例实施细则》第八十一条。

（3）处罚内容。

由县级以上人民政府卫生行政部门责令其限期改正，并可以处以 5 000 元以下的罚款；情节严重的，吊销其医疗机构执业许可证。

（4）裁量标准。

根据使用非卫生技术人员的数量给予警告、罚款至吊销执业许可证的行政处罚。

（二）《医疗广告管理办法》处罚案由

违规发布医疗广告案。

（1）适用情形。

适用于任何单位、个人违规发布医疗广告的情形。

（2）适用依据。

违反条款：《医疗广告管理办法》第三条、第五条、第六条、第七条、第十三条、第十四条、第十六条和第十七条的规定；

处罚条款：《医疗广告管理办法》第二十条、第二十一条第一款。

（3）处罚内容。

县级以上地方卫生行政部门、中医药管理部门应责令其限期改正，给予警告；情节严重的，核发医疗机构执业许可证的卫生行政部门、中医药管理部门可以责令其停业整顿、吊销有关诊疗科目，直至吊销医疗机构执业许可证。未取得医疗机构执业许可证发布医疗广告的，按非法行医处罚。医疗机构篡改医疗广告审查证明内容发布医疗广告的，省级卫生行政部门、中医药管理部门应当撤销医疗广告审查证明，并在一年内不受理该医疗机构的广告审查申请。

（4）裁量标准。

根据违法行为的性质和造成的后果，给予限期改正至吊销医疗机构执业许可证的行政处罚。

参考文献

[1]　徐天强.卫生监督工作指南(第二版)[M].上海：上海科学技术出版社,2012.443 - 460.

[2]　徐天强.卫生行政处罚立案证据标准与法律适用[M].上海：上海交通大学出版社,2010.303 - 333.

模块七
外国医师以及港、澳、台、华侨医师执业监督

课程十二　外国医师以及港、澳、台、华侨医师执业基本知识

一、外国医师以及港、澳、台、华侨医师的执业范围

外国医师以及港、澳、台、华侨医师的执业范围是医师准入后的基本执业范围，是根据外国医师以及港、澳、台、华侨医师提供的申请材料，经审核后许可其开展执业活动的范围，主要分为临床、口腔、中医和公共卫生四大类别。

二、外国医师以及港、澳、台、华侨医师的诊疗活动

外国医师以及港、澳、台、华侨医师的诊疗活动是指有关医师通过各种检查，使用药物、器械及手术等方法，对疾病作出判断和消除疾病、缓解病

情、减轻痛苦、改善功能、延长生命、帮助患者恢复健康的活动。诊疗活动基本与国内医师相同，但外国医师因其特殊性，对文书书写、广告宣传、日常管理等方面要特别予以关注。

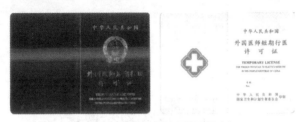

外国医师短期行医许可证(样本)

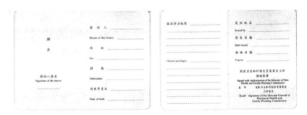

外国医师短期行医许可证(样本)

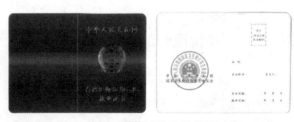

台湾医师短期行医执业证书(样本)

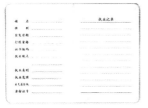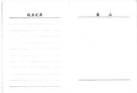

台湾医师短期行医执业证书(样本)

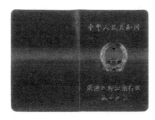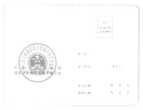

港澳医师短期行医执业证书(样本)

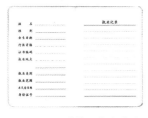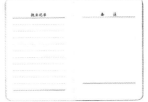

港澳医师短期行医执业证书(样本)

三、外国医师以及港、澳、台、华侨医师执业基本情况

截至 2016 年 12 月 31 日,本市在册外国医师 402 名,较 2015 年同比减少 12.6%。外国医师来自 39 个国家。其中男性 282 人,女性 120 人,男女比例是 1:0.43。外国医师主要来自韩国、美国和日本,分别为 90 人、72 人、和 71 人,占总人数的 22.4%、17.9%、和 17.7%。外国医师年龄最大为 80 岁,最小 28 岁。具有学士学位 171 人,其次为博士 169 人、硕士 62 人,分别占总数的 42.5%、42.0%、15.4%。外国医师共注册在 24 个诊疗专业范围内,其中口腔医师所占比例最高,为 22.6%。除口腔和中医医师外,临床类别的外国医师中有 54.6%持有专业医师证书。

2016 年有 8 名香港医师在沪短期执业,较 2015 年增加 5 人,男性 6 人,女性 2 人;分别注册在内科、外科、眼耳鼻喉科等执业。

2016 年有 65 名台湾医师在沪短期执业,较 2015 年减少 56 人,下降 46.3%,男女比例 1:0.06,执业范围主要是外科专业、皮肤病与性病专业、内科专业,分别占申请总数的 30.8%、20.0%和 12.3%;其余在口腔科、眼耳鼻咽喉科、妇产科、儿科、全

科、麻醉科、医疗美容科。

2016 年有 2 名澳门医师在沪短期执业,分别注册在外科专业和口腔科专业;1 名华侨医师注册在美容外科专业。

参考文献

[1]　医疗执业人员监督,上海卫生监督状况评估报告2016,上海市卫生和计划生育委员会监督所,12 - 13.

课程十三　外国医师以及港、澳、台、华侨医师执业监督

一、外国医师以及港、澳、台、华侨医师执业监督检查的依据、内容和方法

(一) 监督依据

依据《中华人民共和国执业医师法》《医疗机构管理条例》《医疗机构管理条例实施细则》《医师执业注册暂行办法》《外国医师来华短期行医暂行管理办法》《台湾地区医师在大陆短期行医管理规定》《香港、澳门特别行政区医师在内地短期行医管理规定》《医师外出会诊管理暂行规定》等。

(二) 监督内容

1. 医师的管理情况

检查外国医师以及港、澳、台、华侨医师管理

的相关制度和个人执业资质档案；外出执业的管理制度和配套管理措施，医师会诊制度，进修医师管理制度，医学院校见(实)习生管理制度，试用期医师管理制度，退休返聘人员管理制度等。

2. 医师执业的合法性

检查外国医师以及港、澳、台、华侨医师是否取得上海市卫生计生委核发的行医许可证，及注册的地点、执业范围及有效期等。检查在岗外国医师以及港、澳、台、华侨医师从事的医疗执业活动是否与注册内容相一致。

(三) 监督方法

(1) 在医疗机构的医务科或人事科等相关管理部门抽查医疗机构对医师管理的相关制度、档案等。

(2) 检查外国医师以及港、澳、台、华侨医师执业许可证，核实其证书真伪，确认其执业范围和有效期。

(3) 现场抽查正在执业的医师，检查其从事的医疗执业活动是否与执业证书登记的信息相一致，包括医师注册的执业地点、执业类别、执业范围等。

(4) 检查医师书写和出具的病史、处方等医学文书，核对具体执业活动是否与许可信息相一致。

（5）制作现场检查笔录，记录现场检查情况。

二、主要违法案由及处理

《外国医师来华短期行医暂行管理办法》处罚案由

未取得外国医师短期行医许可证开展医疗执业活动案。

（1）适用情形。

适用于外国医师在未取得外国医师短期行医许可证的情况下，擅自开展医疗执业活动的情形。

（2）适用依据。

违反条款：《外国医师来华短期行医暂行管理办法》第三条第一款；

处罚条款：《外国医师来华短期行医暂行管理办法》第十五条。

（3）处罚内容。

由所在地设区的市级以上卫生计生行政部门予以取缔，没收非法所得，并处以 10 000 元以下罚款；对邀请、聘用或提供场所的单位，处以警告，没收非法所得，并处以 5 000 元以下罚款。

（4）裁量标准。

① 根据违法行为的性质和造成的后果对个人给予取缔、没收非法所得，并处以 3 000 元以下、3 000～7 000 元、7 000～10 000 元三档罚款的

行政处罚；

　② 根据违法行为的性质和造成的后果对邀请、聘用或提供场所的单位给予警告、没收非法所得，并处 2 000 元以下、2 000～3 000 元、3 000～5 000 元三档罚款的行政处罚。

参考文献

[1]　徐天强.卫生监督工作指南(第二版)[M].上海：上海科学技术出版社,2012.453 - 460.

[2]　徐天强.卫生行政处罚立案证据标准与法律适用[M].上海：上海交通大学出版社,2010.303 - 375.